L'OBÉSITÉ

SA NATURE ET SON TRAITEMENT

A

BRIDES-LES-BAINS (Savoie)

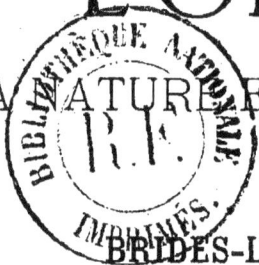

Mémoire présenté à la Société d'hydrologie de Paris

PAR

Le Docteur L. DESPREZ

Ancien interne des Hôpitaux civils de Lyon
Président de la Société protectrice de l'enfance de Nice
Membre de la Société de Médecine et de climatologie de Nice
de la Société des Sciences, Belles Lettres et Arts des Alpes-Maritimes
Membre correspondant de la Société de Médecine pratique de Paris, etc.

MÉDECIN CONSULTANT A BRIDES ET A SALINS

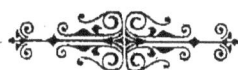

PARIS

V. ADRIEN DELAHAYE ET Cⁱᵉ, LIBRAIRES-ÉDITEURS

Place de l'École de Médecine

—

1898

L'OBÉSITÉ

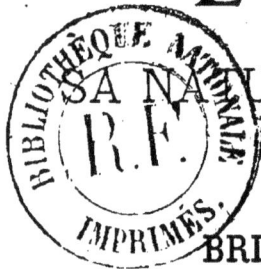

SA NATURE ET SON TRAITEMENT

A

BRIDES-LES-BAINS (Savoie)

Mémoire présenté à la Société d'hydrologie de Paris

PAR

Le Docteur L. DESPREZ

Ancien interne des Hôpitaux civils de Lyon
Président de la Société protectrice de l'Enfance de Nice
Membre de la Société de Médecine et de Climatologie de Nice
de la Société des Sciences, Belles-Lettres et Arts des Alpes-Maritimes
Membre correspondant de la Société de Médecine pratique de Paris, etc.

MÉDECIN CONSULTANT A BRIDES ET A SALINS

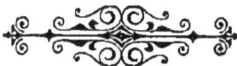

PARIS

V. ADRIEN DELAHAYE ET Cie, LIBRAIRES-ÉDITEURS

Place de l'Ecole de Médecine

1888

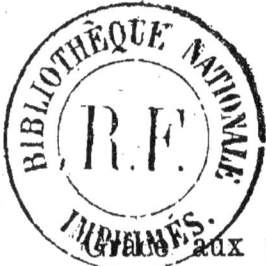

Grâce aux résultats remarquables qu'elles produisent, les eaux de Brides prennent chaque jour une notoriété plus grande. Le nombre des maladies qui en sont tributaires, est considérable. Nous sommes obligés de le dire, malgré le désir que nous aurions de le restreindre et de spécialiser leur application, comme on a aujourd'hui de la tendance à le faire partout. J'ai essayé déjà, dans un autre travail, d'expliquer cette multiplicité, en montrant que c'était le résultat de leur action sur les sécrétions, et notamment de leur effet purgatif, et j'ai montré alors que la médication purgative s'adressait en effet à un nombre considérable de maladies chroniques, qui par cela même devenaient tributaires de notre source.

Aujourd'hui que les doctrines médicales ont, sinon changé, du moins progressé singulièrement, et que Bouchard a démontré qu'un nombre considérable de maladies chroniques sont le résultat d'un vice de la nutrition, nous changerons, nous aussi, la forme de notre interprétation, et nous dirons que, par leur action singulière sur la nutrition, action démontrée d'un côté par des symptômes généraux facilement visibles, d'un autre par la régularisation de la production et de l'excrétion de l'urée, nos eaux sont remarquablement utiles dans toutes les maladies qui dépendent d'une nutrition vicieuse, et notamment dans ce groupe d'affections que

Bouchard a réunies sous le nom de maladies par ralentissement de la nutrition. Nous traitons avec un égal succès toutes ces maladies : la lithiase biliaire, la goutte, le diabète, l'obésité, la migraine, le rhumatisme et les différentes dyscrasies.

Dans toutes ces maladies, elles agissent en fournissant à l'organisme de l'oxygène qui active les échanges nutritifs, en accélérant l'assimilation et la désassimilation, et en augmentant l'excrétion de toutes les matières excrémentitielles qui étaient auparavant imparfaitement élaborées et accumulées dans l'organisme, en un mot en activant sérieusement la nutrition.

Toutes ces maladies sont donc également modifiées par l'usage de nos eaux, et de tout ce groupe, l'obésité est peut-être la moins importante. Mais comme, malgré tout ce que j'ai pû dire et écrire, et, malgré l'appui que m'ont prêté sous ce rapport la plupart de mes confrères, le public a l'air d'en faire l'unique spécialité de notre station ; comme le nom même de Brides semble immédiatement évoquer l'idée de l'obésité, alors cependant que, sans parler des autres affections, certains cas de maigreur même peuvent en bénéficier aussi bien et au même titre ; comme enfin le traitement de la polysarcie est d'une grande importance, qu'il est envisagé par les médecins sous des aspects complètement différents, et qu'il est d'autant plus important d'en faire la différence que, sous certaines formes, il peut offrir pour les malades des inconvénients et même des dangers sérieux, je crois utile, quand on doit appliquer journellement un traitement semblable, de dire de quelle façon on l'envisage et pourquoi on se prononce pour telle ou telle manière de procéder.

Ce n'est pas une critique que je veux faire ici, mais quand, dans une même station, il y a dans le traitement d'une maladie une divergence assez grande pour qu'elle ne puisse passer inaperçue, et qu'elle déroute les baigneurs, je crois qu'il est bon que chacun exprime ouvertement ses opinions, et indique sur quels principes il base sa médication. C'est pour cette raison que j'ai commencé par l'obésité cette revue que je me propose de faire des principales maladies que nous traitons à Brides.

L'obésité est constituée par une augmentation, dans l'économie, de la proportion normale de la graisse ou tissu adipeux. A l'état normal la graisse fait partie de nos tissus, donne au corps la souplesse, le modelé et la rondeur des formes ; elle sert de remplissage, de coussins protecteurs ; par sa faible densité elle allége le poids général du corps, et plus efficacement que le meilleur vêtement, elle garantit du froid les organes intérieurs ; de plus elle constitue une réserve de combustible, qui, à un moment donné, peut fournir à l'organisme de la chaleur ou du mouvement. D'après Béclard sa proportion avec les autres éléments serait de 5 0/0 chez l'homme et de 6 0/0 chez la femme. Pour Moleschott elle formerait le 40me du poids seulement, c'est-à-dire 2,50 0/0 ; enfin Bouchard pense qu'un corps normal doit en contenir de 2 à 3 kil. ; mais c'est l'évaluation de Béclard qui est acceptée le plus généralement.

Quoiqu'il en soit, cette proportion, même la plus forte, est souvent dépassée, et on entre dans le domaine de l'état anormal qui peut varier indéfiniment, depuis le léger embonpoint qui n'exclut pas la grâce, jusqu'à la polysarcie la plus avancée qui transforme en véritable monstre celui qui en est affecté ; nous reviendrons plus loin sur ces différents degrés, et nous en étudierons les résultats.

Lorsque la graisse se produit en quantité exagérée, et qu'il y a infiltration générale de l'économie, elle se répand principalement dans les endroits où il y en a déjà à l'état normal ; il y a en effet certaines régions dont le tissu conjonctif sous-cutané est privilégié sous ce rapport ; ce sont les joues, le menton qui devient double et triple, le tronc et particulièrement la paroi du ventre, la poitrine et le siége, les membres participent aussi à l'envahissement au grand détriment de leurs fonctions ; puis les différents organes, et avant tous le cœur dont la surcharge graisseuse est si importante chez les polysarciques, et qui produit cette dyspnée qui est un des symptômes les plus pénibles de cette affection.

Cependant il y a des cas où la répartition de la graisse ne se fait pas aussi régulièrement et où l'on trouve des accumulations localisées assez curieuses ; je ne parle naturellement pas des tumeurs graisseuses à proprement parler, des lipômes qui sortent absolument de notre sujet ; mais bien d'accumulations, de pelotes de graisse qui se forment dans certains endroits sans que la totalité de l'organisme soit envahi.

L'observation la plus intéressante de cette forme particulière que j'ai rencontrée est celle d'une dame de 51 ans, qui était arrivée depuis 2 ans à la ménopause ; or, depuis le moment où elle avait eu des irrégularités menstruelles, elle avait vu se produire chez elle de véritables pelotes de graisse, qui depuis augmentaient peu à peu ; elle en avait une à la nuque, une de chaque côté du cou, vers la base, une à chaque membre au-dessus des coudes et des genoux, et enfin une à l'épigastre ; dans le reste du corps le tissu adipeux étant à peu près dans la proportion normale, ces tumeurs étaient sensibles au froid et produisaient une grande gêne, enfin il y avait de la surcharge graisseuse du cœur, de la dyspnée, et une grande excitation nerveuse ; en un mot, les symptômes que l'on rencontre le plus souvent dans l'adiposité généralisée. Elle avait eu une sœur qui était morte peu d'années auparavant d'un envahissement graisseux, sinon avec la même forme, au moins dans les mêmes circonstances. Le traitement que je lui fis subir à Brides lui fut d'une grande utilité et la soulagea beaucoup.

On rencontre assez souvent de ces accumulations localisées, et notamment dans les parois de l'abdomen, mais en général le reste du corps y participe davantage.

La formation de la graisse dans l'économie peut présenter deux processus bien différents ; dans un cas qui est le plus grave, l'envahissement est brusque et rapide, les tissus sont soumis à une dégénérescence ou fonte graisseuse Dans cette transformation, tout ce qui est atteint meurt, et les éléments infiltrés sont détruits et disparaissent sous la nécrobiose graisseuse ; c'est une regression qui rappelle celle que l'on observe dans les fibres de l'utérus qui doivent disparaître pour permettre à cet organe de revenir sur lui-même après l'accouchement. Un des types de cette transformation graisseuse est celle que l'on observe dans l'empoisonnement par le phosphore. Dans l'autre cas, la marche est plus lente, et c'est plus doucement que la graisse envahit peu à peu les interstices qui séparent les éléments, tout en laissant ceux-ci continuer à vivre, mais en gênant plus ou moins leur fonctionnement.

C'est certainement dans cette dernière forme que rentre l'obésité dont nous nous occupons ici ; mais il y a entre les deux des intermédiaires qui, tout en se rapprochant de la dégénérescence graisseuse par la marche rapide de l'envahissement et la gravité des symptômes concomitants, se rattachent aussi à la forme bénigne en ne détruisant pas tout d'abord les tissus envahis, et en permettant à un traitement énergique d'intervenir efficacement. Ces cas sont en général le résultat de causes déprimantes, chagrins, soucis..... qui produisent en même temps une anémie profonde. Nous avons eu l'occasion de voir quelques cas de cette forme d'adiposité aigüe ; un surtout était remarquable, et le traitement de Brides a produit un résultat excellent.

L'envahissement de l'économie par la graisse présente, ainsi que nous l'avons dit, des degrés bien différents, et à chacun de ces degrés sont liés des symptômes différents aussi, qui vont naturellement en s'aggravant à mesure que la quantité de graisse infiltrée devient plus considérable. Ebstein a divisé en trois périodes cette marche ascendante ; dans la première, le corps devient plus plein, les formes sont plus arrondies, le sujet est une personne *enviée* ; elle peut être même majestueuse. Dans la seconde, les inconvénients de l'embonpoint sont plus apparents, l'engraissement est plus accusé, et le sujet devient comique ; il a comme type, le vieux Silène ou Falstaff : c'est alors que vont commencer les malaises sérieux.

Au début, les inconvénients du poids sont compensés par l'accroissement des muscles sous l'influence d'un travail plus considérable et d'une assimilation d'albumine exagérée. On voit alors des obèses qui font encore bonne figure et qui, malgré une oppression facile, très-facile même, et une transpiration exagérée au moindre mouvement, conservent une grande énergie morale qui les pousse malgré la fatigue qu'ils en éprouvent, à marcher, chasser et faire de l'exercice d'une façon très-remarquable, tout en se plaignant comme Falstaff d'avoir « un corps qui se comporte à la chaleur comme le beurre, et une vie qui n'est qu'un dégel continuel, une évaporation sans fin. »

Malgré cela, à cette période, l'obèse est en général

peu affecté de son état ; il est gai, bon vivant, prend son mal en patience, aime le luxe, les plaisirs et surtout la bonne chère. Le bleu de son horizon est souvent assombri par une autre des maladies qui tiennent à la même cause que l'obésité ; la goutte vient de temps en temps troubler sa quiétude ; mais si l'accès est douloureux et désagréable, il est assez vite oublié malgré tout, et la bonne humeur reprend le dessus. C'est dans cette catégorie qu'il faut placer nombre de personnages célèbres dont l'obésité n'avait pas obscurci l'intelligence, contrairement à l'opinion de Cantani de Naples, qui prétend que « la graisse éteint la flamme divine de l'esprit, avant que les progrès de l'âge lui aient soustrait l'huile de la nutrition cérébrale. » Dans ce nombre, pour ne citer que nos contemporains, se trouvaient : Balzac, Rossini, Jules Janin, etc... et enfin Théophile Gautier, qui prêchant *pro domo suâ*, soutenait que l'homme de génie devait nécessairement être gras.

Dans la troisième période la scène change, le patient devient un sujet gravement malade et digne d'une commisération qui ne lui fait plus défaut. Les maladies qui accompagnent ordinairement l'obésité deviennent plus sérieuses ; les organes affectés par la prolifération graisseuse, et avant tout le cœur et le foie, sont de plus en plus altérés dans leurs tissus et fonctionnent de plus en plus mal. A la goutte et au diabète vient s'ajouter l'anémie grave, complication redoutable surtout à ce moment où le volume prend une extension souvent exagérée et rend les mouvements d'une difficulté extrême. A cette période le volume est parfois très-considérable ; on dirait, selon le mot de Riquetti Mirabeau, « qu'il est des hommes créés pour montrer *par l'éloquence de la chair*, combien la peau humaine est extensible sans rupture » On cite en effet des polysarciques célèbres, auxquels on prête même un poids vraiment fabuleux et qu'on a de la peine à admettre comme réel.

Sans remonter au célèbre Denys, tyran d'Héraclée, qui, dit-on, était si gras que huit esclaves ne suffisaient pas à le mouvoir, et qu'il ne pouvait ni se coucher, ni se baisser. Dans l'intervalle de ses repas, il dormait sans cesse soutenu par des esclaves, et son sommeil était si profond qu'on ne l'en tirait qu'en enfonçant sous sa peau de longues aiguilles, ou en couvrant son corps de sangsues ; sans parler non plus d'Epaminondas, de Platon, de Marius et tant d'autres que l'histoire nous cite comme de volumineux polysarciques. On trouve, dans les annales médicales de ces dernières années, des observations d'obèses, pesant jusqu'à 300 kilogrammes et plus ; Edward Bright, dont la tombe est à Malden, est mort à 29 ans, pesant 320 kilogrammes. Le Docteur Thévenot a vu à Naples un homme si gras, qu'il se promenait dans la mer sans pouvoir enfoncer, malgré ses efforts, plus haut que le nombril. Enfin, il y a à New-York, le cercle des hommes gras, qui compte de beaux spécimens de grosseur, parmi ses membres. Pour en faire partie, il faut peser au moins 200 livres et s'engager à engraisser tous les ans de 20 livres au moins. Un de ses derniers présidents pesait 425 livres ; mais le cas le plus remarquable est celui rapporté par Wad, il parle d'un obèse de New-York qui était arrivé jusqu'à 1100 livres !!

Je n'ai pas besoin de dire que tous les obèses ne passent pas forcément par ces trois périodes, et que, surtout quand ils se soignent, ils peuvent, sinon guérir complètement et perdre pour toujours leur aptitude à faire de la graisse, au moins se débarasser de leur surcharge, et régulariser leur nutrition, assez pour que la formation exagérée du tissus adipeux ne se produise plus tant que le retour des circonstances qui avaient provoqué l'embonpoint, ou de nouvelles causes, ne viennent ramener les mêmes inconvénients. J'ai eu bien des fois

l'occasion de voir cet effet se produire, des polysarciques obtenant un résultat qui continuait à s'accentuer
pendant plusieurs mois après leur départ de Brides et
qui se maintenait pendant quelques années, jusqu'à ce
qu'une cause imprévue amenât une nouvelle recru-
descence de l'embonpoint.

L'obésité ne se présente pas toujours sous le même
aspect, il y en a deux formes bien distinctes que reconnaissent tous ceux qui l'ont observée et que Traube
avait déjà signalées. L'une, que l'on trouve chez des
sujets robustes, bien musclés, plutôt sanguins, qui, s'ils
font abus des plaisirs de la table, ou ont dans leur organisme une aptitude héréditaire, ou autre à faire de la
graisse, ne négligent pas malgré cela les exercices cor-
porels et conservent parfois une grande énergie. Chez
eux les symptômes graves ou gênants de l'obésité se
montrent plus tardivement et avec moins de force que
chez les autres ; c'est ce que j'appelle l'adiposité dure.
Ils demandent à être traités avec énergie, supportent une
médication assez forte, et chez eux la diminution s'obtient plus lentement. L'autre forme se retrouve surtout
chez les personnes lymphatiques ; chez celles qui
mènent une vie sédentaire et renfermée, privée d'air et
de lumière, et qui souvent mangent trop et dépensent
peu ; c'est dans cette catégorie aussi que l'on rencontre les formes graves de la polysarcie, celles qui sont
liées à l'alcoolisme, à l'anémie, et enfin celles qui résul-
tent de causes déprimantes : c'est dans cette catégorie
qu'il faut placer aussi les femmes orientales, qu'on n'ap-
précie qu'en raison de leur embonpoint, et qu'on soumet
vers l'âge de dix ans à un système d'engraissement qui,
en peu de temps, les transforme en monceaux de graisse presque informes. Pour cela, on les enferme dans
des appartements sombres et étroits, et on leur donne
une nourriture composée surtout d'aliments farineux

et sucrés, dont la forme varie selon les localités, mais dont le fond est toujours le même.

Les chairs, dans ce cas, sont plus ou moins flasques et blafardes, on sent le système musculaire atrophié ; c'est ce que je nomme l'adiposité molle ; inutile de dire que le traitement de cette seconde forme ne doit pas être le même que celui de la première, il devra varier avec chaque cas différent, et il demande parfois de la part du médecin beaucoup de tact médical et d'observation : mais dans cette forme aussi on peut obtenir plus rapidement des effets visibles et de véritables transformations, quand la médication aura été bien dirigée.

Entre ces deux formes typiques, il y a des intermédiaires sans nombre, et les polysarciques de la première catégorie, s'ils ne se soignent pas, tendent fatalement à s'anémier et à passer dans la seconde.

A quel âge se montre ordinairement l'obésité ? normalement il est admis que l'homme acquiert le maximum de son embonpoint vers 40 ans et la femme vers 50 ans, c'est-à-dire après la ménopause, et quant au poids, de St-Germain nous donne un moyen de déterminer *ce qu'il doit être*. Chez l'adulte mâle, dit-il, le nombre du poids total en livres ne doit pas dépasser sensiblement, à l'état normal, le nombre de centimètres de hauteur ; ainsi un homme de 1 m. 76, pèsera 176 livres, soit 88 kilos.

Mais quand on sort de l'état normal comme embonpoint et comme poids, les anomalies peuvent commencer à différents moments de la vie. Chez le nouveauné qui a tant besoin de combustible pour conserver sa chaleur et qui a si peu besoin de tissu musculaire pour faire de la force, la graisse est en proportion bien plus élevée que chez l'adulte ; elle varie entre 9 0/0 et 18 0/0 ; mais même à cet âge on peut déjà constater, quoique les cas en soient rares, des exemples de polysarcie.

Hecker a vu un enfant pesant à sa naissance 5.500 gr. ; Wright en cite un qui pesait au même moment 6125 gr. et enfin Wulfen en décrit un autre, qui du reste est mort en naissant ; il avait 62 centimètres de longueur et pesait 8250 grammes ! Ce sont-là des raretés qu'on cite comme curiosités et qui méritent à peine de fixer notre attention ; mais on voit plus fréquemment des accumulations graisseuses se faire dans les premiers mois de l'existence, et ce sont souvent les débuts d'obésités monstrueuses qui se montrent dès l'âge le plus tendre. Grisolle en a cité un cas remarquable chez un enfant qui, à l'âge de douze à quinze mois, était tellement gras qu'il était à tout moment menacé de suffocation, mais chez lui l'obésité avait complètement disparu vers 2 ans 1/2 ; et plus tard, il avait été remarquablement svelte et élancé.

Cette tendance polysarcique est souvent en effet transitoire et disparaît à mesure que les enfants grandissent ; mais il n'en est pas toujours ainsi, et il n'est pas rare de la rencontrer à l'état permanent et dans ces cas, liée à une cause morbide, comme l'avaient remarqué Meckel et Chambers.

Depuis, Bouchard a eu l'occasion de l'observer aussi, et notamment chez plusieurs enfants appartenant à des familles Israélites, qui présentent une étroitesse congénitale de tout le système vasculaire ; le cœur est petit, l'aorte petite, l'artère pulmonaire petite ; les poumons sont étroits, le foie est exigu, et avec cela le corps est grand, les muscles volumineux. Ces sujets deviennent obèses dès les premières années de l'existence, et avec les années cette obésité devient monstrueuse, on ne peut pas la guérir, mais on peut la réprimer par des soins hygiéniques permanents.

En général cependant ce n'est que plus tard que l'obésité débute, et elle est souvent le résultat d'une alimen-

¿tation qui n'est pas en rapport avec les déperditions de l'organisme. Ebstein dit même que *dans l'immense majorité des cas, l'obésité chez l'homme n'est autre chose que le pendant de l'engraissement chez les animaux.* Tous les auteurs qui se sont occupés de cette question ont fait de l'alimentation exagérée presque l'unique cause de la polysarcie. Mes observations me font croire qu'on a été trop exclusif, mais nous reviendrons sur ce sujet ; pour le moment nous retenons que la polysarcie peut commencer à toutes les périodes de la vie, et nous allons voir qu'elle peut être le résultat de causes bien différentes.

De tout temps on a reconnu que l'adiposité était le résultat d'un trouble de la nutrition, seulement on n'était pas fixé sur sa nature ; pour les uns, c'était un trouble inconnu dans son essence, une perturbation, une déviation de cette fonction, qui faisait que tous les aliments aboutissaient à fournir de la graisse : on avait inventé une irritation nutritive ; puis, se rapprochant davantage de la vérité, on trouva qu'il s'agissait d'un défaut d'oxydation, de combustion, et enfin Bouchard, après en avoir fait une maladie du globule rouge par défaut d'oxydation, l'a classée définitivement dans son groupe des maladies par ralentissement de la nutrition, et a démontré les liens qui la rattachaient aux autres maladies de la même catégorie, lithiase biliaire, goutte, diabète, migraine et rhumatisme.

La graisse normale a dans l'économie une double origine, elle est le produit de l'assimilation et de la désassimilation, et tout trouble général de la nutrition qui ralentit les oxydations pourra permettre l'accumulation, soit des graisses alimentaires, soit des graisses de désassimilation ; telle est la loi qu'il a découverte et démontrée, et qui aujourd'hui est adoptée par tous les physiologistes, et quand nous allons passer en revue les principales causes auxquelles on peut attribuer la polysarcie, nous verrons qu'au fond elles arriveront toutes au même but définitif, restreindre les oxydations.

Il est, d'après Bouchard, des hommes chez lesquels les mutations nutritives s'effectuent avec plus de lenteur que chez les autres, et cette lenteur, quoique physiologique chez eux et compatible avec la santé, les prédispose à un certain nombre de maladies dont la cause est toujours la même : pénurie d'oxygène qui amène une mauvaise élaboration de la matière alimentaire ingérée, une désassimilation imparfaite des matériaux qui ont vécu, et par suite une élimination excrémentitielle incomplète. Sous cette influence la cholestérine se précipite, le sucre ou la graisse se forment en trop grande quantité et ne se comburent pas, il se produit de l'acide urique et des urates, au lieu d'urée... et la même cause, influencée probablement par des aptitudes idiosyncrasiques différentes, produit selon les individus une ou même plusieurs de ces maladies qui, quoique affectant des formes différentes, reconnaissent la même cause, appartiennent au même groupe, et peuvent se transmettre indifféremment par hérédité.

C'est ainsi que le fils d'un diabétique, par exemple, reçoit en héritage une aptitude à consommer de l'oxygène en quantité insuffisante ; mais cette aptitude, quand elle sera portée à un degré assez fort pour donner lieu à des phénomènes morbides, pourra produire, selon les dispositions particulières de l'individu le diabète, la goutte, la lithiase biliaire, l'obésité, la migraine ou le rhumatisme. Cette parenté pathologique est très intéressante à connaître, il y a longtemps qu'elle avait été soupçonnée et qu'on avait remarqué la co-existence fréquente de plusieurs de ces maladies chez le même sujet, mais jamais avant Bouchard, la filiation n'avait été établie d'une manière aussi précise.

Du reste, depuis qu'il l'a signalée, les observateurs ont pû confirmer ses assertions, et nous même, nous en avons dans nos notes de nombreux cas irréfutables. Nous n'entrerons pas dans des détails plus grands sur les recherches qui ont peu à peu amené à ces conclusions, ni sur les expériences de Liebig, Hopp, Voit, Pettenkofer... ceci nous entraînerait trop loin ; nous pourrons en dire quelques mots à propos de l'alimentation, mais pour le moment nous regardons comme établi que l'accumulation de la graisse a pour cause un défaut d'oxygénation, suite d'une disposition constitutionnelle particulière, et, que cette disposition peut être héréditaire. Cette hérédité du reste avait été observée depuis bien longtemps, non-seulement chez l'homme, mais aussi chez les animaux, et c'est en se basant sur elle que l'on est arrivé à produire certaines races complètement infiltrées de graisse.

Dans l'espèce humaine, on a vu cette prédisposition s'étendre non-seulement à des individus et à des familles, mais à des tribus et à des populations entières. On cite, entr'autres, les Hottentots et certains insulaires de l'Océan Pacifique qui ont une tendance très grande à l'embonpoint.

Cette hérédité qui pèse sur l'individu peut rester à l'état de disposition latente, ne donnant aucun signe de son existence, et ne se révélant que si une cause nouvelle vient lui en fournir l'occasion ; or ce sont ces causes que nous allons passer en revue.

La première, la plus incriminée de toutes, celle que beaucoup d'auteurs anciens croyaient être la seule, et qu'à mon avis on a exagérée, est une nourriture trop succulente et trop copieuse. Une recette supérieure à la dépense doit nécessairement produire une accumulation de graisse ; ceci est une vérité qui se répète depuis Hippocrate, et nous en voyons tous les jours l'application.

Après la nourriture en excès et souvent avec elle, nous trouvons l'état sédentaire, le manque d'exercice, tous les auteurs sont d'accord pour incriminer la réunion de ces deux causes : « riches, gourmands, et oisifs, qui vous nourrissez trop bien et qui abusez des mets les plus exquis et les plus succulents et des liqueurs les plus spiritueuses et qui dédaignez toute espèce d'exercice, comme si les jambes vous étaient accordées par la nature comme un frivole ornement, n'oubliez pas que l'obésité est une suite fréquente de l'oisiveté, et de la bonne chère ! » (1).

L'état sédentaire et le manque d'exercice peuvent en effet, même sans nourriture exagérée, produire la polysarcie. Nous avons eu l'occasion d'observer plusieurs cas dans lesquels le repos nécessité par une maladie, un accident ou tout autre cause avait suffi pour amener un développement graisseux excessif ; l'un des cas les plus remarquables que j'ai vu à ce sujet est celui d'une demoiselle qui, malgré les prédispositions qu'avaient dû accumuler sur sa personne au moins trois générations consécutives de polysarciques (on n'avait pas de renseignements sur les précédentes), était restée jusqu'à l'âge de 32 ans remarquablement maigre et svelte. A ce moment, elle eut, à la suite d'un accident, une fracture du bras, qui nécessita un repos assez prolongé ; sa nourriture et le reste de sa manière de vivre, ne furent en rien changés ; mais ce fut le point de départ d'un développement graisseux considérable, et quand, 10 ans plus tard, j'eus l'occasion de la soigner, elle était énorme et pesait 123 kilos.

Il ne faut cependant pas, ainsi que je l'ai déjà dit, attribuer à ces deux causes une influence par trop prépondérante. Ainsi, d'après une statistique, sur 100 obèses

(1) Macary : *Essai sur la polysarcie.*

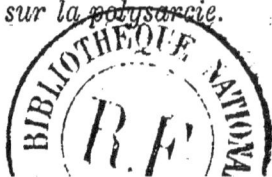

50 avaient un régime normal, 40 mangeaient trop ou consommaient de la graisse ou des farineux en proportion exagérée, 10 mangeaient moins que la moyenne; 35 avaient une vie normalement active, 28 faisaient plus d'exercice que la moyenne des hommes, 37 ne faisaient pas suffisamment d'exercice.

Si on recherchait le nombre des gros mangeurs et des sédentaires, qui ne sont pas gras, on verrait encore mieux, que ni gourmandise ni paresse ne sont des causes absolues, et comme preuve de plus, on peut citer cette femme dont parle Dupuytren : elle avait 36 ans et mesurait 5 pieds, 1 pouce de hauteur et 5 pieds 2 pouces de tour de taille, et chez elle, on ne pouvait incriminer une alimentation trop succulente et exagérée, c'était une mendiante, elle entra à l'hôtel-Dieu de Paris et mourut étouffée par sa graisse.

Tous les actes de la vie sexuelle de la femme, la formation des jeunes filles, le mariage, les couches, la ménopause, peuvent être le point de départ de l'embonpoint, il en est de même des affections utérines. Il y a deux raisons pour cela : d'abord, pendant toute cette période, les oxydations sont bien diminuées chez la femme ; puis, dans les cas de couches, ou d'affection utérine, il y a une nécessité de repos qui agit aussi dans le même sens, c'est-à-dire en restreignant fortement les combustions.

Certaines maladies aigües agissent également de la même manière, parce que les maladies aigües modifient d'une façon durable la nutrition.

Le séjour dans un climat humide a été aussi regardé, par Alibert surtout, comme une cause sérieuse; c'est en Hollande et en Angleterre que l'on trouve les obsèses les plus gras. Notre regretté collègue et ami Thaon avait observé des amaigrissements se produisant à Nice sous la seule influence du climat sec, j'ai eu l'occasion de faire la même remarque.

La dyspepsie et la dilatation de l'estomac agissent dans le même sens, par une élaboration mauvaise et incomplète des aliments.

Les troubles du système nerveux jouent aussi un grand rôle ; ainsi l'hystérie s'accompagne parfois d'obésité monstreuse, le professeur Teissier a appelé l'attention sur cette singulière coïncidence des affections nerveuses avec la polysarcie, ce qui n'est pas étonnant, étant donné le rôle prédominant joué par le système nerveux dans toutes les mutations nutritives. Bouchard a démontré que dans l'hystérie, par exemple, il y avait un ralentissement de la nutrition tel, que l'urée pouvait tomber au-dessous de 3 grammes par jour, ce qui permettait aux malades de vivre sans manger ou en vomissant tous les aliments qu'elles ingéraient, et cela pendant des mois, sans que l'amaigrissement devienne notable.

C'est certainement aussi par leur action sur le système nerveux qu'agissent les causes déprimantes, chagrins, ennuis, soucis... qui elles aussi, amènent souvent la polysarcie ; mais dans ces cas-là, lorsque les causes ont agi violemment, il se produit en même temps une anémie profonde, et on a affaire à une forme grave de la maladie.

Rentrant dans le même ordre d'idées, Leven pense que l'obésité est souvent le résultat d'une déviation de la nutrition qui a pour cause une altération des centres nerveux ; aussi conseille-t-il un régime dont il exclue les aliments qui, d'après lui, excitent le plexus solaire. Les obèses ne doivent manger que peu de viande, de une à trois fois par semaine seulement, leur nourriture doit consister en fécules, œufs, soupes, lait et café, ils doivent prendre un peu de bromure de sodium et de phosphate de chaux et garder le repos physique et intellectuel, car le mouvement et le travail excitent le système nerveux. Sous l'influence de ces moyens, d'après lui, le malade maigrit jusqu'à ce qu'il ait retrouvé son équilibre, et à ce moment il peut reprendre son régime habituel sans crainte d'engraisser.

Les troubles de la sécrétion hépatique ont aussi une action importante. Benecke pensait que la bile, trop abondante, pouvait engendrer l'obésité, en rendant plus complète l'absorption des graisses, Conheim, au contraire croit que c'est la trop petite quantité de bile qui favorise l'accumulation de la graisse, en ne la mettant pas en état d'être brûlée facilement ; c'est cette dernière opinion qui prévaut généralement, et il n'est pas douteux pour nous qu'une partie notable des bons résultats obtenus par les Eaux de Brides dans l'obésité doit être attribué à leur action sur la sécrétion du foie.

Enfin une maladie très importante, qui est à la fois cause et complication de l'obésité, c'est l'anémie, dont, suivant Ebstein, on n'a peut-être pas assez apprécié l'influence. Sous ses différentes formes, elle s'oppose à la combustion des graisses par la diminution des globules rouges ; elle peut donc être cause de l'embonpoint ; mais quand elle ne l'a pas précédée, elle l'accompagne le plus souvent ; elle se montre parfois alors sous une forme particulière; ainsi que Bouchard l'a observé, elle peut exister quoique le sang examiné à l'hématimètre présente encore une richesse relativement normale, chaque centimètre cube contenant plus de 5.000.000 de globules ; mais ainsi que l'avaient déjà démontré les recherches de Ranke, sur des petits chiens, la masse du sang est bien diminuée chez les obèses ; d'après ce dernier observateur au lieu de 5,5 0/0 qui est le taux normal, on peut voir cette proportion abaissée jusqu'à 3,3 0/0 et dans ces cas, même avec cette richesse en globules, il existe une anémie relative qui entrave les combustions, la masse sanguine n'étant plus assez considérable pour suffire à toutes les combustions. Mais le sang n'a pas toujours cette richesse, et souvent il devient pauvre en globules, contient de la graisse et beaucoup d'eau, et on peut dire qu'il y a chez les obèses de la lipémie et de la lipohydrémie.

Cette disposition à l'anémie est très importante à connaître, et l'on devra l'avoir présente à la pensée toutes les fois qu'il s'agira d'instituer le traitement de l'obésité ; on prévoit déjà que l'inanition et les spoliations trop violentes pourraient avoir des dangers dans de nombreux cas.

Je ne puis terminer cette revue des principales causes de l'obésité, sans dire quelques mots de l'influence des divers aliments sur sa production.

Le mode d'alimentation a certainement une influence très grande *chez les personnes qui ont une aptitude à prendre de l'embonpoint*, mais surtout chez elles. car ne devient pas obèse qui veut, et certaines personnes qui, par leur tempérament, sont vouées à une maigreur incurable, auront beau suivre le régime le plus engraissant, elles n'économiseront jamais une cellule graisseuse.

Bouchard dit que l'homme sain peut user et abuser de la graisse sans aboutir à la polysarcie, et que, non-seulement la plupart des obèses ne consomment pas plus de graisse que n'en comporte le régime normal, mais qu'il y a des gens qui deviennent ou restent obèses quoique n'en consommant presque pas.

Pour les auteurs anciens, la graisse de l'organisme provenait uniquement de celle de l'alimentation, et en effet quand celle-ci est ingérée en trop grande quantité, elle ne peut être entièrement dédoublée et comburée, une partie est donc absorbée sous forme de graisse neutre et se dépose dans les tissus ; mais là n'est pas la principale origine.

Après Liebig, qui avait enseigné que la graisse provenait directement des hydrates de carbone, les recherches de Hopp, puis celles de Voit et de Petten-
koffer ont démontré qu'elle résultait surtout du dédou-
blement de l'albumine ; d'après Henneberg, 100 gr.
d'albumine peuvent fournir de 51 à 52 gr. de graisse,
mais il faut qu'elle soit ingérée avec une certaine quantité de substances ternaires, sucres et graisse. Seulement Ebstein, s'appuyant sur des raisonnements un peu
spécieux et sur des faits dont il tire des déductions légè-
rement forcées, cherche à démontrer que les sucres et les
fécules dont la combustion est très rapide doivent seuls
être incriminés, et que la graisse s'opposerait plutôt à
cette réduction de l'albumine. Partant donc de ce principe, il fait entrer la graisse pour une part assez large
dans son régime de réduction, et pour appuyer son opinion, qui n'est pas admise par les autres auteurs qui se
sont occupés de cette matière, il cite Dancel, qui rap-
porte l'observation d'une jeune dame qui, pour conserver
sa taille, jeûnait pendant quatre jours de la semaine
avec des marrons glacés et du champagne : son embonpoint augmenta d'une façon très-rapide et elle dut
changer complètement son régime.

L'obésité résulte donc le plus souvent d'une nourriture mixte, mais dans laquelle les féculents, le sucre et
même la graisse entrent dans une proportion notable,
surtout si cette nourriture est prise en quantité supérieure aux besoins, et surtout encore si les dépenses en
travail et en exercice ne sont pas en rapport avec cet
excédent de recettes.

L'alcool en ralentissant la pénétration de l'oxygène
dans les éléments agit dans le même sens.

Les boissons ont aussi été regardées comme une
cause très-grande d'adiposité, et ce ne sont pas seulement les boissons alcooliques mais aussi les boissons

aqueuses. Les obèses sont, en général, très altérés, boivent beaucoup et leurs tissus contiennent certainement de l'eau en assez grande quantité ; ces temps derniers, cette question a été discutée à la Société des médecins des hôpitaux, et Debove et Germain Sée ont eu beau chercher à innocenter les liquides, ils n'ont pû convaincre leurs adversaires ; plusieurs régimes de réduction ont donc été basés, au moins en partie, sur la privation des boissons, là encore on a dépassé la mesure, et on a refusé la quantité de liquide sans laquelle la nutrition ne peut se faire dans des conditions normales. J'ai eu l'occasion de voir de ces malheureux souffrant les tourments de la soif, et qui ont dû cesser le régime.

Une question importante se pose maintenant avant d'aborder le traitement, c'est celle du pronostic. Nous voyons en Amérique des polysarciques jouer avec cet état et en tirer en quelque sorte vanité ; nous en voyons même chez nous qui ne se préoccupent que très-médiocrement de leur état, et dont la taille s'arrondit peu à peu sans que les malaises qui leur surviennent puissent secouer leur apathie ; on doit donc se demander si l'obésité est un état indifférent, qui peut être supporté sans amener autre chose que quelques désagréments et qui ne mérite pas d'attirer sérieusement l'attention. Or, il n'en est rien ; de tout temps, les médecins ont remarqué que les obèses ne vivaient pas vieux et que cet état les expose à toutes sortes de complications sérieuses.

L'obésité affaiblit la résistance de l'individu aux causes nocives qui l'entourent ; pour lui toute maladie prend des proportions plus grandes que chez les autres, et il traversera bien moins facilement les affections aiguës ; outre cela, par le fait même de son envahissement graisseux, certaines affections particulières pourront lui survenir. Outre l'anémie dont nous avons déjà parlé et qui peut prendre des proportions considérables, il en est une autre qui a une importance toute particulière, c'est la surcharge graisseuse du cœur. Quand la graisse est répandue en assez grande abondance dans l'économie, elle envahit peu à peu les organes, et en premier lieu le cœur, et produit ce que Leyden appelle le *cœur gras*. Il reconnaît trois formes à cette maladie ; la première et la plus légère est caractérisée par un dépôt de graisse, sans lésion organique du muscle cardiaque ; les bruits du cœur sont affaiblis et on trouve un peu de dyspnée liée à la digestion ou à des mouvements un peu violents. Dans la seconde forme, le dépôt graisseux est plus considérable et on trouve le relâchement du muscle cardiaque, la dilatation du cœur et les signes de la faiblesse cardiaque ; l'oppression augmente alors, revient parfois par accès violents, les dimensions de l'organe s'accroissent, les bruits sont sourds et lointains, parfois on perçoit un bruit de souffle, simple ou double ; plus tard il y a de la stase sanguine et de l'hydropisie. Dans la troisième forme, c'est le cœur gras avec complication d'artério-sclérose, les symptômes sont encore aggravés, il survient des vertiges, et il n'est pas rare de voir des hémorragies diverses, y compris l'hémorragie cérébrale ; il n'est pas rare non plus de trouver des symptômes d'angine de poitrine qui donnent de la gravité au pronostic, surtout si l'embonpoint s'est produit rapidement chez un sujet jeune.

Du côté des voies respiratoires, outre les troubles résultants de la faiblesse cardiaque, on trouve souvent un catarrhe étendu des bronches avec toutes ses conséquences.

Du côté des voies digestives on trouve du catarrhe de l'estomac et des intestins, de la dyspepsie, de l'engorgement du système de la veine porte, de l'hypérémie hépatique, des hémorroïdes, des varices.

Le foie est parfois aussi envahi par la graisse et ses dimensions sont très augmentées, quoique la chose soit difficilement appréciable à cause de l'épaisseur des parois du ventre.

L'urine des gens obèses contient souvent des urates en quantité notable, quelquefois de l'acide urique et des dépôts calcaires mélangés d'acide oxalique ; parfois des traces de matières grasses ; enfin l'urée est le plus souvent bien au-dessous de la quantité normale, on n'en trouve parfois plus que les 2/3 ou même la moitié ; cependant dans certains cas rares où une désassimilation exagérée est cause de la production graisseuse, la quantité d'urée excrétée est supérieure à la moyenne.

Souvent il y a chez les obèses une surexcitation nerveuse très manifeste. L'obésité produit généralement l'impuissance plus ou moins complète chez l'homme, et chez la femme l'aménorrhée, la pauvreté des menstrues, la stérilité. Enfin quand la polysarcie est arrivée à un haut degré, l'individu tombe dans une apathie complète et une somnolence à laquelle il ne peut résister.

Voici les résultats auxquels conduit l'obésité, voici les dangers auxquels elle expose ceux qui en sont affectés, la perspective n'est certes pas belle, et cependant elle ne suffit pas, en général, pour secouer l'apathie de ceux qui en sont menacés ; c'est qu'il faut compter avec la faiblesse humaine, et je crois que l'obésité tend à augmenter encore cette tendance qui est si fréquente, même chez les autres malades ; malheureusement comme dit Smith, « l'expérience des médecins prouve qu'il est bien plus aisé de régler une méthode de traitement propre à combattre l'obésité, que d'obtenir du malade de s'y soumettre » ; aussi pour obtenir que les obèses veuillent bien se soigner, il ne faut pas les effrayer par la perspective d'une médication longue et ennuyeuse, ni par un régime trop sévère, on doit chercher, au contraire, à rendre le traitement aussi simple et aussi court que possible, et c'est ce que nous nous efforçons de faire.

Quoique l'apathie des polysarciques les aient peu poussé à se soigner, divers traitements ont été institués contre l'obésité ; je ne citerai que pour mémoire les traitements médicaux qui, bien souvent inutiles et irrationnels, n'ont été que trop souvent néfastes ; le vinaigre qui en a été le premier agent, produit encore aujourd'hui des ravages chez nombre de jeunes filles et de jeunes femmes. Mais le moyen le plus souvent conseillé a été le régime. Hippocrate avait déjà indiqué comment devaient se nourrir les hommes gras ; Gallien, Celse, Cœlius Aurélianus, et tous les médecins qui se sont succédés jusqu'à nos jours leur ont prêché la sobriété, puis vers 1850 Dancel institua le premier régime méthodique contre l'obésité ; mais l'attention fut surtout attirée par celui que Harvey prescrivit à Banting, et qui fut suivi de succès. Cette voie nouvellement ouverte fut suivie, et chaque auteur selon ses idées indiqua un régime particulier, d'où il excluait la substance regardée comme adipogène et retranchait de l'alimentation les fécules, les sucres, la graisse, l'albumine, les boissons.... La plupart de ces régimes ont comme caractère commun d'être très sévères, difficiles à exécuter, désagréables à accepter et de ne pouvoir être continués longtemps ; ils produisent parfois un amaigrissement rapide chez ceux qui ont l'énergie de s'y soumettre, mais comme le dit Leven, on ne compte pas le nombre des obèses dont ils ont ruiné la santé et qui ont perdu la vie en même temps que leur graisse ; le plus généralement le malade revient peu à peu à sa nourriture habituelle et reprend rapidement ce qu'il avait péniblement perdu.

Un autre inconvénient de ces régimes, est de ne pas être applicables à tous les cas ; car de même qu'il n'y a pas qu'une seule forme d'obésité, il ne peut pas n'y avoir qu'un seul traitement et un seul régime s'adressant banalement à tous les malades.

D'autant plus que partant de ce principe, que, pour combattre l'obésité, il fallait faire le contraire de ce qui pouvait la produire, et que, pour la plupart des auteurs, la principale cause était une nourriture exagérée, ils ne se sont pas contentés de diminuer le nombre des aliments permis, ils en ont diminué aussi la quantité, et ont érigé l'inanition en principe. Bouchard lui-même, quoiqu'il cherche ensuite à s'en défendre, est un peu dans ces idées ; il professe que l'alimentation n'est, en quelque sorte, qu'une affaire d'habitude. « On s'habitue, dit-il, à manger peu comme on s'habitue à manger beaucoup ; on arrive à se créer des besoins, comme on arrive à restreindre ces besoins, en d'autres termes, on impose par l'usage de tel ou tel régime alimentaire, une activité plus ou moins grande des actes nutritifs qui devient une habitude. »

Cette assertion a certainement du vrai pour les gens jeunes et vigoureux, et l'on voit tous les jours cet effet se produire chez les jeunes soldats qui arrivent à restreindre considérablement leur alimentation ; mais quand il s'agit de personnes plus ou moins malades et anémiées, il en est tout autrement, et une insuffisance de nourriture pourrait amener de graves désordres. Les traitements violents font souvent des victimes, et l'on doit toujours, quand on les institue, se rappeler que les obèses sont singulièrement disposés à cette fausse pléthore qui, suivant l'heureuse expression de Michel Lévy, cache sous le florissant mensonge d'une apparence vigoureuse, une faiblesse radicale.

Au régime et à l'inanition on ajouta ensuite les excitants de toutes les sécrétions de l'économie, ainsi tour à tour les purgatifs de toute nature, même les drasti-

ques, les diurétiques, les diaphorétiques, les sialagò-
gues ont été administrés, on a fait exécuter des exercices du corps souvent exagérés, on a employé les étuves
sèches ou humides, les massages, les frictions, on a
fait faire des cures minérales à des eaux salines ou
alcalines, mais le plus souvent ces moyens ont été
employés avec une violence excessive, le but exclusif
étant de surmener l'économie, de produire une désassimilation énorme, en rendant presque nulle l'assimilation ; en un mot, de faire perdre le plus de poids possible, dans un temps aussi court que possible, sans se
demander ce que deviendrait pendant ce temps l'état
général, ni si le poids perdu dans un temps aussi court,
ne se rattraperait pas très rapidement aussi.

Or, je n'envisage pas le traitement de l'obésité de
cette façon, je considère que dans cet état la graisse
n'est qu'un symptôme, mais que c'est l'aptitude à la
faire qui est la maladie ; aussi, comme Bouchard, je
pense que dans ce traitement il y a deux grandes indi-
cations : l'une dominante doit chercher à combattre le
vice constitutionnel qui entrave la nutrition et l'autre
qui n'est, en quelque sorte, qu'accessoire, cherche à ré-
duire la quantité de graisse emmagasinée et à empê-
cher qu'elle soit remplacée. On comprendra donc que
je ne sois pas partisan des traitements à outrance, ni
des éliminations trop rapides ; du reste comme la gué-
rison de l'obésité ne peut être que le résultat d'un
changement profond dans la fonction nutritive de l'individu, on concevra facilement que ce changement ne
puisse s'établir trop vite. La nature marche en général
doucement et n'aime pas à être violentée. L'élimination
de la graisse n'est donc en quelque sorte qu'une question secondaire, elle doit certainement résulter du
traitement et elle le fait sans aucun doute, mais ce n'est
pas le principal objectif ; il faut bien que l'on se péné-

tre de cette vérité, car c'est pour l'avoir méconnue qu'on a fait courir de graves dangers aux malades, et que les résultats qu'on a pû obtenir ne se sont souvent pas maintenus.

Le médecin est, du reste, poussé dans cette voie par le malade lui-même, qui, après avoir supporté son obésité, souvent de longues années sans s'en préoccuper, veut, puisqu'il se décide à se soigner, maigrir de suite : en arrivant aux eaux il se fait mesurer et peser, peser surtout, puis le voilà réclamant les pratiques balnéaires les plus violentes ; il se condamne à la faim, à la soif, à la chaleur, à une fatigue excessive, mais il veut perdre du poids à tout prix et rapidement ; pour peu qu'il y soit poussé, il se pèse tous les jours pour constater les résultats acquis, il y en a même qui monteraient volontiers plusieurs fois par jour sur la bascule, quitte à en rapporter souvent une désillusion ; et si les sécrétions ne sont pas assez abondantes, si le poids ne baisse pas assez vite, il survient des découragements, on fait des comparaisons avec des voisins privilégiés qui obtiennent des résultats, lesquels, s'ils ne sont pas toujours authentiques, semblent au moins magnifiques, et pour un peu, on cesserait tout traitement, ou, lâchant la proie pour l'ombre, on abandonnerait le traitement méthodique pour celui qui, plus brillant en apparence, paraît donner de si beaux résultats. Or, c'est en partie pour bien faire la lumière sur ce point et dire hautement mon opinion, que près de trente ans d'exercice et d'observations n'ont fait que confirmer, que j'ai entrepris ce travail.

Seulement, avant d'indiquer le traitement qui me paraît le meilleur, et qui me donne, depuis longtemps, d'excellents résultats, je vais essayer de démontrer que la balance, telle qu'elle est employée ordinairement, ne peut donner que des résultats illusoires, qu'il n'est pas à désirer de voir le poids diminuer rapidement, au début du traitement surtout; et je vais indiquer quand et comment la chose doit avoir lieu, pour que la cure soit faite dans de bonnes conditions et produise un résultat durable.

Pour cela nous devons revenir un peu sur les déviations de la nutrition chez les polysarciques, et indiquer leur influence sur le poids de l'individu. Si nous exceptons les sujets vigoureux et actifs qui ont ce que j'appelle la forme dure de l'obésité, et chez lesquels un besoin de forces plus considérables amène, au moins pendant une certaine période, un développement musculaire plus grand, on trouve chez l'obèse une diminution plus ou moins accentuée des tissus normaux en même temps que l'augmentation de la graisse. Sous l'influence de la pénurie d'oxygène, les matériaux qui devraient subvenir à la nutrition générale et remplacer les éléments qui ont cessé de vivre, sont, par suite d'une élaboration incomplète, transformés en graisse et déposés dans les interstices des tissus normaux. Ceux-ci ne sont donc plus entretenus, et à mesure que la graisse augmente, les muscles diminuent de volume, l'épaisseur des os devient moindre (1) et le sang lui-même diminue en quantité, en même temps qu'il devient moins riche en globules. Or tous ces éléments ont soin d'avoir la même densité, et la graisse est bien plus légère que les autres ; ce qui serait important à connaître, n'est donc pas le poids total du corps ; mais bien son poids spécifique, le poids d'une quantité de volume déterminée, d'un

(1) Relativement à l'effet produit sur le système osseux, nous avons eu l'occasion de voir des faits intéressants et qui mériteraient d'attirer l'attention ; mais nous ne sommes pas encore assez fixés sur l'interprétation qu'on doit leur donner, nous n'en parlons donc pas en ce moment; nous réservant d'y revenir plus tard.

litre par exemple ; or la balance ne peut le donner, il
faudrait pour l'obtenir des appareils compliqués et très
coûteux que nous ne pouvons avoir dans nos stations ;
mais, je le répète, c'est ce poids seul qui pourrait indiquer, d'une façon précise, les résultats du traitement.

Il résulte, en effet, des expériences du Dr Jœger de
Stuttgard, qu'à mesure que la graisse et l'eau diminuent, le poid spécifique augmente, on sent du reste
quand le traitement n'a pas été exclusivement spoliateur, les muscles durcir et les tissus devenir plus
compactes ; que peut indiquer alors la balance ? On n'en
peut tirer qu'une déduction sérieuse, c'est que lorsque
le poids total du corps diminue trop rapidement, la
déperdition est presque seule exercée et que la reconstitution des tissus atrophiés ne se fait pas ; c'est que le
traitement spoliateur est trop actif, et c'est quand il est
poussé trop loin qu'on voit arriver les accidents signa-
lés par tous les auteurs comme résultats des traitements
à outrance.

Ebstein est tout-à-fait de cet avis, il dit qu'il agit
avec la plus grande prudence quand son patient diminue de poids et de volume, quoique en définitif ce soit
ce que l'on cherche, mais dans aucun cas, cela ne doit
avoir lieu trop rapidement, et il faut, avant tout, que l'individu se sente bien portant, exempt de faiblesse ou
d'autres symptômes peu agréables.

Dans un traitement bien conduit, le volume peut, et
même doit diminuer dès le début, mais le poids doit
rester assez longtemps stationnaire, *il peut même augmenter*, et ne diminuer sérieusement que plus tard,
quand les tissus normaux sont reconstitués, et que leur
accroissement ne vient plus contrebalancer le poids de
la graisse éliminée ; il doit se faire le contraire de ce
qu'a observé Lewin, qui, à la suite de traitements actifs
par l'arsenic, a vu ses malades prendre un embon-

point considérable, *tout en perdant du poids à mesure que leur volume augmentait*, parce que la graisse se formait aux dépens du système musculaire.

Ayant donc posé en principe que l'élimination de la graisse ne formait pas l'unique objectif du traitement et qu'elle n'était, en quelque sorte, que secondaire, ayant de plus démontré que tant que les tissus normaux ne sont pas réparés, la balance n'indique pas la quantité de graisse éliminée, je crois pouvoir conclure que la balance employée comme elle l'est, ne donne que des renseignements illusoires, et qu'elle ne devrait servir qu'à mettre le médecin et le malade en éveil quand le poids diminue trop rapidement. Ceci posé, abordons le traitement de l'obésité, tel que nous le comprenons.

Nous avons dit que la première grande indication à remplir était de combattre le vice constitutionnel qui entravait la nutrition ; or, nous savons que ce vice constitutionnel consiste en une consommation et une utilisation insuffisantes d'oxygène, nous savons que, sans cette tendance de l'économie, le même régime et la même manière de vivre qui produisent la polysarcie chez un individu, n'auraient aucun inconvénient chez un autre, dont les combustions seraient plus actives. Le véritable traitement de l'obésité devra donc consister surtout à fournir de l'oxygène à l'organisme et à habituer celui-ci à s'en approvisionner et à l'utiliser. Il faut de plus que cet élan donné à la nutrition soit assez fort pour durer un certain temps et mettre le patient à l'abri d'une récidive rapide. Or, cet effet ne peut être le résultat d'un simple régime, ni de ces pratiques violentes qui ont pour but unique d'éliminer rapidement la graisse et qui ne pourraient être continuées longtemps sans produire les désordres les plus graves, mais il est donné à de certaines eaux minérales, et surtout à celles de Brides, de le produire d'une façon remarquable.

Les eaux minérales, en effet, activent d'une façon singulière les fonctions vitales de l'économie, et selon leur composition et les différences de leur administration, cet effet activant se porte plus particulièrement sur telle ou telle fonction, et se manifeste d'une manière différente, mais il y a toujours excitation fonctionnelle, et quand, sous leur influence, il se produit un effet sédatif, c'est qu'il est le résultat du rétablissement de l'équilibre ; or, c'est sur la nutrition que se porte l'action des eaux de Brides, elles l'activent d'une manière remarquable, la régularisent, et leur action se prolonge pendant très-longtemps ; de plus, pour le cas présent par l'excitation qu'elles produisent sur les grandes sécrétions de l'économie, elles aident puissammen t à l'élimination de la graisse.

J'ai montré, dans un autre travail, combien les sels neutres qu'elles contiennent sont puissants pour fixer l'oxygène sur les globules rouges et les faire pénétrer au sein des éléments ; leur action activante, qui se fait sentir sur toutes les sécrétions, se produit aussi sur celle du foie ; la bile coule abondamment dans l'intestin, elle facilite la combustion de la graisse et en fait éliminer une partie ; soit par l'oxygène qu'elles fournissent, soit par les quelques sels alcalins qu'elles contiennent, nos eaux accélèrent les échanges nutritifs en même temps que par leur chaux, elles aident à la reconstitution des éléments ; par leur action sur les autres sécrétions, elles ont une influence manifeste sur la désassimilation et l'élimination des produits accumulés ; le fait est que sous leur influence, on voit se régulariser la nutrition, effet qui est démontré par l'urée, qui après des oscillations, reprend peu à peu son chiffre normal et le conserve longtemps après la cure. Et cet effet se produit quel que soit le taux de l'urée au début du traitement, qu'il soit inférieur et même qu'il soit supérieur au taux normal. Cet effet, que je prévoyais depuis longtemps sans avoir pû le vérifier, a été démontré par mon confrère le Dr Delastre ; des expériences que j'ai faites ensuite avec son concours m'ont permis de m'en assurer encore.

Lorsqu'un obèse est soumis à leur action, on voit peu à peu les traits de son visage réapparaître, les fossettes se creusent, le ventre et la poitrine s'affaissent, les hanches deviennent moins volumineuses, les membres remplissent moins les vêtements, les chairs sont plus fermes, et les muscles commencent à se sentir à travers la peau. Il se sent lui-même plus fort, plus alerte, plus léger, et cependant *son poids ne diminue pas*, ou il le fait d'une manière insignifiante, il augmente même parfois, seulement, comme d'après l'erreur que je signalais plus haut, il n'est question que de la balance comme critérium du traitement de l'obésité, certains malades se désespèrent, ils ont beau voir et sentir les changements qui s'opèrent en eux, ils ne regardent qu'une chose, leur poids ne diminue pas ; mais au bout de douze à quinze jours, en général, les phénomènes se sont accentués davantage encore, le patient est plus fort, il marche plus facilement, même à la montée, il respire beaucoup mieux et son cœur bat plus largement, alors le poids commence à diminuer d'une manière appréciable, et cette diminution, qui pourra n'être pas considérable encore au moment de son départ, se continuera chez lui, alors même qu'il aura, malgré tout, repris à peu près son ancien régime, celui qui a provoqué l'engraissement. Et cet effet se continuera pendant un temps plus ou moins long, suivant l'ancienneté et la force du vice constitutionnel qui ne peut pas toujours être combattu assez efficacement par une seule cure, et suivant les circonstances au milieu desquelles se trouvera le patient ; j'ai vu plusieurs fois l'amélioration d'une seule cure durer plusieurs années, jusqu'à ce qu'une des causes occasionnelles que nous avons mentionnées ait fait reproduire la maladie.

Ces effets ne s'observent pas exclusivement à Brides ; mais en général on ne les mentionne pas assez : Bouchard cependant remarque qu'il y a des obèses qui quittent Carlsbad sans avoir obtenu de diminution de poids et qui n'en obtiennent qu'après leur cure, quand ils sont rentrés chez eux.

Seulement pour obtenir les résultats que j'indique, il faut que les eaux soient prises avec modération, de manière à produire sur la nutrition les résultats que je cherche, et non uniquement de manière à faire éliminer de la graisse. Si on ne veut leur faire provoquer que des sécrétions intestinales exagérées, et si elles ne servent que de véhicules à des sels purgatifs étrangers, leur manière d'agir ne sera plus la même ; je fais donc prendre, sauf quelques rares exceptions, l'eau complètement pure, j'en fais prendre la quantité que je crois nécessaire, sans être arrêté par l'idée, qu'aux obèses il faut peu de liquides, et je la fais prendre en général plusieurs fois par jour ; de cette façon, à l'action sur l'intestin et sur le foie, je joins l'excitation des autres sécrétions et notamment la diurèse, qui m'a paru avoir aussi une importance marquée dans ce traitement. En faisant pénétrer de l'eau chaude dans l'économie, j'accélère les actes de désassimilation et je régularise la production et l'excrétion de l'urée, et enfin je fais pénétrer et absorber des sels oxydants qui doivent jouer un rôle si important.

A l'action des eaux je joins des pratiques balnéaires qui agissent comme adjuvants et que je varie selon les cas. Ce sont surtout des massages, des douches chaudes, que je préfère aux étuves sèches qui, d'après les expériences de mon ami le Dr Bonnal, ne produisent par une sudation assez forte qu'une diminution de poids qui se répare très rapidement ; parfois j'emploie la douche froide, mais surtout dans beaucoup de cas nos bains de Salins nous rendent des services incomparables.

On sait, en effet, d'après les observations de Beneke et celles de Röhrig et de Zuntz, combien les bains salés chauds agissent sur la nutrition et augmentent la production de l'acide carbonique, en même temps ils fortifient énormément et combattent victorieusement l'anémie : il se fait sous leur influence, ainsi que le constate mon ami le Dr Michel une telle poussée de vie que toutes les fonctions de l'individu y participent.

A cela je joins un régime que je cherche à rendre le moins sévère possible et que du reste, le peu d'influence que nous avons sur les maîtres d'hôtels et la difficulté des approvisionnements ne nous permet pas de régler toujours comme nous le voudrions. Ceci est certainement une condition qui laisse un peu à désirer, mais nous espérons qu'une administration intelligente pourra y apporter un jour des modifications. Si je détermine autant que possible la nature des aliments que doivent manger mes polysarciques, je n'en restreins pas la quantité ; ils sont soumis à une désassimilation anormale, ils ont des tissus à réparer et presque toujours plus ou moins d'anémie à combattre, or toutes ces conditions à remplir se trouveraient assez mal d'une alimentation insuffisante, on mange au contraire beaucoup à Brides, et je crois qu'il doit en être ainsi, seulement je voudrais pouvoir n'offrir à nos baigneurs qu'une table simplement et sainement servie, et non une table d'hôte où à l'appétit normal s'ajoute la tentation causée par des mets lourds, indigestes et tout à fait en opposition avec le traitement. Je fais faire de l'exercice en plein air, que je pousse certainement le plus que je peux, mais jamais cependant de façon à excéder les forces du malade. La beauté des environs de Brides nous facilite du reste beaucoup pour cela, et on sait combien l'exercice favorise la consommation de l'oxygène et accélère la nutrition.

Enfin, je m'efforce de modifier ce traitement selon chaque cas différent et de traiter simultanément chaque maladie concomitante qui est si souvent la cause réelle de l'obésité, et je peux dire que ces moyens m'ont réussi. Quoique réduite plus lentement, l'obésité a toujours été influencée très sérieusement par cette méthode et l'effet m'a paru bien plus durable que celui qu'on obtient par la médication rapide, sans compter que je n'ai jamais vu survenir avec elle, aucun accident, et qu'en même temps qu'une réduction sérieuse, mes baigneurs ont toujours gagné de la force, de la vie, en un mot une santé bien meilleure.

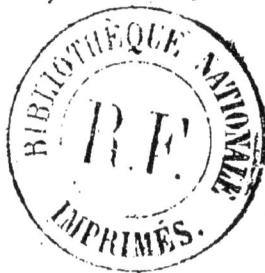

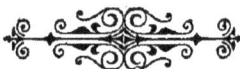

NICE. — TYP. J. VENTRE ET C°, RUE DE LA PRÉFECTURE, 6

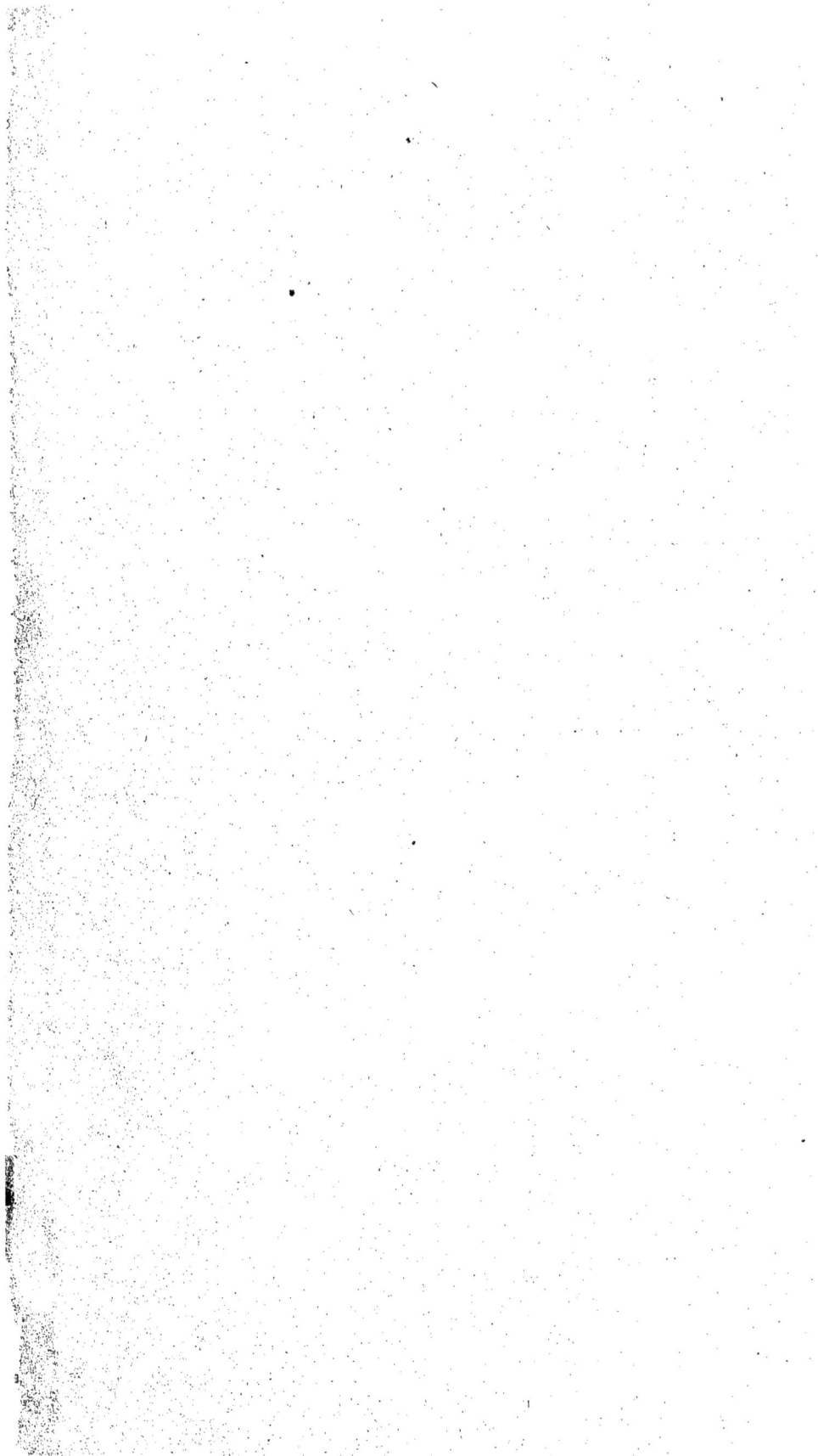

DU MÊME AUTEUR

De la rétraction utérine pendant et après l'accouchement. Thèse inaugurale, 1860.

Un mot sur quelques Eaux minérales d'Allemagne. Lyon 1862.

Salins (Savoie) et ses Eaux thermales. Paris, 1879.

Brides (Savoie) et ses eaux thermales purgatives. Paris, 1880.

Thermal mineral waters of Brides and Salins (Savoy). 1880.

Article Salins-Moutiers dans le Guide aux villes d'Eaux et Bains de Mer, publié par le Docteur Macé. 1880.

Du Massage et de la Maskinésithérapie à Brides et à Salins (Savoie). 1889.

Des maladies que l'on traite à Brides et à Salins-Moutiers. 1889.

Brides-les-Bains and Salins-Moutiers. 1895.

Des maladies du cœur et des vaisseaux à Brides-les-Bains (Savoie). 1896.

Brides-les-Bains et Salins-Moutiers. 1898.